Ricettario Della Friggitrice ad Aria per Principianti

Come Preparare Pasti Veloci E Convenienti Per Tutta La Famiglia Con La Friggitrice Ad Aria.
Friggere, Grigliare, Arrostire E Cuocere

Melanie Turner
Isabella De Santis

Avviso di dichiarazione di non responsabilità:

Si prega di notare che le informazioni contenute in questo documento sono solo a scopo educativo e di intrattenimento. Tutto lo sforzo è stato eseguito per presentare informazioni accurate, aggiornate, affidabili e complete. Nessuna garanzia di alcun tipo è dichiarata o implicita. I lettori riconoscono che l'autore non è impegnato nella fornitura di consulenza legale, finanziaria, medica o professionale.

Indice dei contenuti

Introduzione

Ci sono molti tipi di alimenti che puoi cucinare usando una friggitrice d'aria, ma ci sono anche alcuni tipi che non sono adatti per questo. Evitare gli ingredienti di cottura, che possono essere cotti al vapore, come fagioli e carote. Inoltre, non è possibile friggere cibi ricoperti di pastella pesante in questo apparecchio.

A parte quanto sopra menzionato, you può cucinare la maggior parte dei tipi di ingredienti usando una friggitrice ad aria. Puoi usarlo per cucinare cibi ricoperti di farina leggera o pangrattato. Puoi cucinare una varietà di verdure nell'apparecchio, come cavolfiore, asparagi, zucchine, cavolo, peperoni e mais sulla pannocchia. Puoi anche usarlo per cucinare cibi surgelati e pasti preparati in casa seguendo un diverso set di istruzioni per questi scopi.

Una friggitrice ad aria viene fornita anche con un'altra caratteristica utile: il separatore. Ti consente di cucinare più piatti alla volta. Utilizzare il separatore per dividere gli ingredienti nella padella o nel cestino. Devi assicurarti che tutti gli ingredienti abbiano la stessa impostazione di temperatura in modo che tutto cuoco uniformemente allo stesso tempo.

È importante notare che i cibi fritti all'aria sono ancora fritti. A meno che tu non abbia deciso di eliminare l'uso di oli in cucina, devi comunque essere cauto sul cibo che mangi. Nonostante ciò, presenta chiaramente un'opzione migliore e più sana rispetto alla frittura profonda. Ti aiuta a evitare grassi e oli inutili, che loakes un compagno ideale quando intendi perdere peso. Offre molti più vantaggi, tra cui i seguenti:

• È comodo e facile da usare, inoltre, è facile

da pulire.

• Non elava odori indesiderati durante la

cottura.

• Puoi usarlo per preparare una varietà di pasti.

• Può resistere alla cottura pesante.

• È resistente e realizzato in metallo e plastica di alta qualità.

• Cucinare con questo apparecchio non è così disordinato friggere in modo tradizionale.

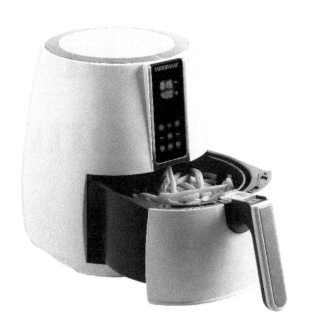

Deliziose ricette per la colazione

Quiche con uova

Tempo di preparazione: 10 minuti Tempo di cottura: 18 minuti Porzioni: 6

Ingredienti

- 1 tazza di cavolo
- 3 uova
- 2 oz pancetta, tritata, cotta
- 1 patata dolce grattugiata
- 1/2 cucchiaino di timo
- 1/2 cucchiaino di pepe nero macinato
- 1/2 cucchiaino di paprika macinata
- 1/2 tazza di latte di cocco
- 1 cipolla tritata
- 1 cucchiaino di olio d'oliva

Indicazioni

1. Tritare il cavolo grossolanamente e posizionare nel frullatore.

2. Frullarlo delicatamente.

3.   Quindi trasferire il cavolo miscelato nella ciotola.

4.   Aggiungere la patata grattugiata e il timo.

5.   Cospargere il composto con il pepe macinato e la paprika macinata.

6.   Aggiungere   latte di   cocco e cipolla tritata.

7.   Versare l'olio d'oliva nel cesto della friggitrice ad aria.

8.   Quindi mettere la miscela di cavolo nel cesto della friggitrice ad aria,

9.   Sbattere le uova nella ciotola separata e mentre si sbatte bene.

10.   Versare le uova sbattute   sopra la kalemixture. Aggiungere pancetta.

11.   Cuocere la quiche per 18 minuti a 350 F.

12.   Quando il tempo è finito, rilassati con il quichelittle e servi!

NUTRIZIONE: Calorie 166, Grasso 11.8, Fibra 1.8,

Carboidrati 8.5, Proteine 7.7

Hash pancetta per la colazione

Tempo di preparazione: 10 minuti Tempo di cottura: 19 minuti Porzioni: 2

Ingredienti

- 1 oz pancetta, tritata

- 1 carota

- 1 mela

- 1 cucchiaino di olio d'oliva

- 1/2 cucchiaino di sale

- 1/4 di cucchiaino di timo

Indicazioni

1. Mettere la pancetta tritata nel cestino della friggitrice ad aria.

2. Aggiungere il sale e mescolarlo delicatamente.

3. Cuocere la pancetta per 4 minuti a 365 F.

4. Sbucciare la carota e grattugiarla.

5. Aggiungere la carota grattugiata.

6. Quindi grattugiare la mela e aggiungere anche la miscela di carote.

7. Mescolare con attenzione.

8.   Cospargere l'hash pancetta con il timo e mescolare delicatamente di nuovo.

Tazze di casseruola
spaghetti squash

Tempo di preparazione: 10 minuti

Tempo di cottura: 15   minuti

Porzioni: 2

Ingredienti

* 12 oz spaghetti squash

* 1 carota grattugiata

* 1 uovo

* 1/3 cucchiaino di fiocchi di peperoncino

* 1 cipolla tritata

Indicazioni

1.   Sbucciare gli spaghetti e grattugiarlo.

2.   Mescolare gli spaghetti squashand carota.

3. Sbattere l'uovo e mescolarlo con attenzione.

4. Dopo questo, aggiungere i fiocchi di peperoncino e la cipolla tritata.

5. Mescolare.

6. Mettere il composto nel cestino della friggitrice ad aria e cuocere la casseruola per 15 minuti a 365 F.

7. Quando la casseruola è cotta, raffreddarla fino alla temperatura ambiente.

8. Servilo!

NUTRIZIONE: Calorie 119, Grasso 3.2, Fibra 1.9,

Carboidrati 20.1, Proteina 4.7

Cavolo tritato con manzo macinato

Tempo di preparazione: 12 minuti Tempo di cottura: 16 minuti Porzioni: 4

Ingredienti

- Kale da 12 once
- 1 tazza di carne macinata
- 1/2 cucchiaino di sale
- 1/2 cipolla, a dadini
- 1 cucchiaino di paprika macinata
- 1/4 cucchiaino di aglio tritato
- 1 cucchiaino di aneto essiccato
- 1 cucchiaino di olio d'oliva
- 1 oz mandorle, schiacciate

Indicazioni

1. Mescolare il sale, la cipolla a dadini, la paprika macinata, l'aglio tritato e l'aneto essiccato nella ciotola.

2. Aggiungere l'olio d'oliva e mescolare con cura.

3. Dopo questo, posizionare la carne macinata nell'airfryer

Cestino.

4.   Aggiungere la miscela di olio d'oliva. Mescolare con attenzione.

5.   Cuocere il manzo macinato per 13 minuti a 370 F. Mescolare di tanto in tanto.

6.   Nel frattempo, taglia il cavolo.

7.   Aggiungere il cavolo e le mandorle schiacciate nel manzo macinato.

8.   Mescolare e cuocere per altri 3 minuti a 350 F.

9.   Quindi trasferire il pasto cotto nelle ciotole di servizio e servire!

NUTRIZIONE: Calorie 180, Grasso 7.5, Fibra 2.7,

Carboidrati 12.2, Proteine 17.2

Filetto di pollo avvolto nella pancetta

Tempo di preparazione: 15 minuti Tempo di cottura:
15 minuti Porzioni: 6

Ingredienti

- Filetto di pollo da 15 once

- Pancetta da 6 once, affettata

- 1/2 cucchiaino di sale
- 1 cucchiaino di paprika
- 1 cucchiaio di olio d'oliva
- 1 spicchio d'aglio, tritato

Indicazioni

1.   Strofinare il filetto di pollo con sale, paprika, spicchio d'aglio e olio d'oliva.

2.   Avvolgere il filetto di pollo strofinato nella pancetta e fissare delicatamente con gli stuzzicadenti.

3.   Mettere i filetti di pollo nel cestino della friggitrice ad aria.

4.   Cuocere il pollo per 15 minuti a

380 F. Mescolare il pollo ogni 5

minuti.

5.   Quindi affettare il filetto di pollo cotto e prenotare!

NUTRIZIONE: Calorie 310, Grasso 19.5, Fibra 0.1, Carboidrati 0.8, Proteina 31.1

Uova in avocado

Tempo di preparazione: 10 minuti Tempo di cottura: 7 minuti Porzioni: 2

Ingredienti

- 1 avocado, snocciolato

- 2 uova

- 1/2 pepe nero macinato

- 3/4 di cucchiaino di sale

Indicazioni

1. Tagliare l'avocado a metà.
2. Quindi cospargere l'avocado con pepe nero e sale.
3. Sbattere le uova e posizionarle avocado dimezzare il tutto.
4. Mettere l'avocado nel cesto della friggitrice ad aria.
5. Cuocere il pasto per 7 minuti a 380 F.
6. Quando le uova sono cotte, il pasto è pronto da mangiare.
7. Servilo immediatamente!

NUTRIZIONE: Calorie 268, Grasso 24, Fibra 6.7, Carboidrati 9, Proteine 7.5

Turchia Tortillas

Tempo di preparazione: 5 minuti

Tempo di cottura: 14 minuti

Porzioni: 4

Ingredienti

- 1 libbra petto di tacchino,senza pelle, disossato, macinato e rosonato
- 4 tortillas di mais
- Spray da cucina
- 1 tazza pomodorini, dimezzati
- 1 tazza di olive kalamata, denocciolato e dimezzato
- 1 tazza di mais
- 1 tazza di spinaci per bambini
- 1 tazza di formaggio cheddar, triturato
- Sale e pepe nero al gusto

Indicazioni

1.   Dividere la   carne, i pomodori e gli altri ingredienti tranne lo spray da cucina su eachtortilla, arrotolare e ungerli con lo spray da cucina

2.   Preriscaldare la friggitrice ad aria a 350 gradi F, mettere le tortillas nel cesto della friggitrice d'aria, cuocere per 7 minuti su ciascun lato, dividere tra i piatti e servire per la colazione.

NUTRIZIONE: Calorie 244, Grasso 11, Fibra 4, Carboidrati

5, Proteina 7

Ciotole di tacchino e peperoni

Tempo di preparazione: 5 minuti Tempo di cottura: 20 minuti

Porzioni: 4

Ingredienti

- 1 peperone rosso, tagliato a strisce

- Petto di tacchino da 1 libbra, senza pelle, disossato, macinato

- 4 uova, sbattute

- Sale e pepe nero al gusto

- 1 tazza di mais

- 1 tazza di olive nere, denocciolato e dimezzato

- 1 tazza salsa mite

- Spray da cucina

Indicazioni

1. Scaldare la friggitrice ad aria a 350 gradi F, ungerla con spray da cucina, aggiungere la carne, i peperoni e gli altri ingredienti, spremere e cuocere per 20 minuti.

2. Dividere in ciotole e servire per la colazione.

NUTRIZIONE: Calorie 229, Grasso 13, Fibra 3, Carboidrati

4, Proteina 7

Tempo di preparazione

casseruola di patate: 5 minuti
Tempo di cottura: 20 minuti
Porzioni: 4

Ingredienti

- 1 libbra di patate dorato, sbucciate e a cubetti
- 4 uova, sbattute

- 1 cucchiaino di peperoncino in polvere

- 1 tazza carote, sbucciate e affettate

- 1 tazza di olive nere, denocciolato e dimezzato

- 1 tazza mozzarella, triturata

- 2 cucchiai di burro, fuso

- Un pizzico di sale e pepe nero

Indicazioni

1.   Scaldare la friggitrice ad aria a 320 gradi F, ungere con il burro e unire le patate con le uova, il peperoncino e gli altri ingredienti tranne la mozzarella e il toss.

2.   Cospargere la mozzarella in cima, cuocere per 20 minuti, dividere tra i piatti e servire per la colazione.

NUTRIZIONE: Calorie 240, Grasso 9, Fibra 2, Carboidrati 4,

Proteina 8

Ciotole di chives Quinoa

Tempo di preparazione: 5 minuti Tempo di cottura: 20 minuti Porzioni: 4

Ingredienti

*   1 cucchiaio di olio d'oliva

* 1 tazza di quinoa
* 2 tazze di latte di mandorla
* 2 cucchiai di erba cipollina, tritati
* 1/2 tazza olive kalamata, denocciolato e dimezzato
* 1/2 tazza mozzarella, triturata
* 1/2 cucchiaino di curcuma in polvere
* Sale e pepe nero al gusto

INDICAZIONI

1. Scaldare la friggitrice ad aria con l'olio a 350 gradi F, unire la quinoa con il latte, gli erba cipollina e gli altri ingredienti all'interno, cuocere per 20 minuti, dividersi in ciotole e servire a   colazione.

NUTRIZIONE: Calorie 221, Grasso 8, Fibra 3, Carboidrati 4, Proteina 8

Riso cremoso alle mandorle

Tempo di preparazione: 10 minuti Tempo di cottura: 20 minuti Porzioni: 4

Ingredienti

- 2 tazze di latte di mandorla
- 1 tazza di riso bianco
- 1/2 tazza mandorle, tritate
- 1/2 cucchiaino di estratto di vaniglia
- 1/2 cucchiaino di estratto di mandorla
- 1/2 tazza panna pesante
- Istruzioni per lo spray da cucina

1. Scaldare la friggitrice ad aria con l'olio a 350 gradi F, ungerla con lo spray da cucina, aggiungere il riso, il latte e gli altri ingredienti all'interno, mescolare, cuocere tutto per 20 minuti, dividerlo in ciotole e servire.

NUTRIZIONE: Calorie 231, Grasso 11, Fibra 3, Carboidrati
5, Proteine 8

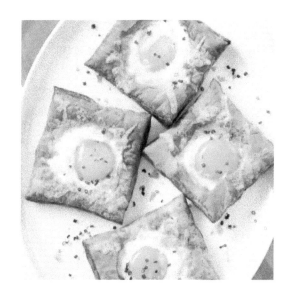

Semplici portate principali

Frittoco e cipolpo

CookingTime: 20 minuti Porzioni: 4

Ingredienti

*   Filetto di merluzzo da 7 oncia, lavato e asciugato

*   Cipollina, parti bianche e verdi, tritate

*   Un pizzico di olio di sesamo

*   5 cucchiai di salsa di soia leggera

*   1cucchiaio datè salsa di soia scura

*   3 cucchiai di olio d'oliva

*   5slices di zenzero

*   1Cdi   acqua

*   Tostaste di sale e pepe

Indicazioni

1. Condire il filetto di merluzzo con un pizzico di olio di sesamo, sale e pepe. Preriscaldare la friggitrice ad   aria a 356°Fahrenheit.   Cuocere il filetto di merluzzo in friggitrice ad aria per 12 minuti. Per la salsa di condimento, far bollire l'acqua in una padella sul piano cottura, insieme a salsa di soia leggera e scura e mescolare. In un'altra piccola casseruola, scaldare l'olio e aggiungere lo zenzero e la parte bianca del cipolpo. Friggere fino a quando i marroni di zenzero,

quindi rimovilo   zenzero e le cipolle. Completa il filetto di merluzzo con triturato

cipolla verde. Versare l'olio sul filetto e aggiungere sopra la salsa di condimento.

NUTRIZIONE: Calorie: 233, Grassi Totali: 16g, Carboidrati: 15.5g, Proteine: 6.7g

Bistecca di manzo medio-rara

Tempo di cottura: 6   minuti Porzioni: 1

Ingredienti

- Bistecca di manzo   spessa 1-3 cm
- 1 oliod'oliva TA blespoon
- Tostaste di sale e pepe

Indicazioni

1.   Preriscaldare la friggitrice ad aria a 350°Fahrenheit. Rivestire la bistecca con olio d'oliva su entrambi i lati e condire entrambi i lati con sale e pepe. Mettere la bistecca   nella teglia della friggitrice ad aria e cuocere per 3 minuti per lato.

NUTRIZIONE: Calorie: 445, Grassi Totali: 21G, Carboidrati: 0g, Proteine: 59.6g

Zampe d'anatra piccanti

Tempo di cottura: 30   minuti Porzioni: 2

Ingredienti

- Gambe a 2 duck, bone-in, pelle su
- Sale e pepe a piacere
- 1cucchiaio datè cinque spezie in polvere
- 1TAblespoon erbe che ti piacciono come timo, prezzemolo, ecc., tritato

Indicazioni

1. Strofinare le spezie sulle zampe d'anatra. Mettere le zampe d'anatra nella friggitrice ad aria e cuocere per 25 minuti a 325 °Fahrenheit. Quindi l'aria li friggere a 400 °Fahrenheit per 5 minuti.

NUTRIZIONE: Calorie: 207, Grassi Totali: 10,6g, Carboidrati: 1,9g, Proteine: 25g

Tempo di cottura della Turchia ripiena: 63 minuti
Porzioni: 6

Ingredienti

- 1W di tacchino foro, bone-in, con pelle

- 2 gambi di 2celery, tritati

- 1Lemon, affettato

- Foglie fresche di origano, tritate

- 1C di prezzemolo fresco tritato
- 1cucchiaio da tè foglie di salvia, asciutte
- 2cups brodo di tacchino

- 4cloves aglio, tritato

- 1onion, tritato

- 2eggs

- 1 1/2 libbre sagesausage

- 4tablespoonsbutter

Indicazioni

1. Preriscaldare la friggitrice ad aria a 390°Fahrenheit. In una padella a fuoco medio sciogliere 2 cucchiai di burro 1/2. Aggiungere la salsiccia (rimuovere la carne di salsiccia dalla pelle e schiacciare. Cuocere la carne di salsiccia nella padella per 8 minuti e mescolare. Aggiungere sedano, cipolle, aglio e salvia e cuocere per altri 10 minuti, mescolare per combinare. Rimuovere la miscela di salsicce dal fuoco e aggiungere il brodo. In una ciotola, sbattere le uova e due cucchiai di prezzemolo. Versare la miscela di uova nel mix di salsicce e mescolare. Questo sarà il ripieno per il tuo tacchino. Fill il tacchino con il mix di ripieno. In una ciotola separata, unire il burro rimanente con prezzemolo, origano, sale e pepe e strofinare questo mix sulla pelle di tacchino. Posizionare il tacchino all'interno della friggitrice ad aria e cuocere per 45 minuti. Guarnire con fette di limone.

NUTRIZIONE: Calorie: 1046, Grassi Totali: 69,7g, Carboidrati: 12,7g, Proteine: 91,5g

Petto di tacchino con glassa di senape d'acero

Tempo di cottura: 42   minuti Porzioni: 6

Ingredienti

* 5 libbre di petto di tacchino disossato
* 1/4 Sciroppo d'acero   senza zucchero
* 2 cucchiai di senape di Digione
* 1TAburro di blespoon
* 2olive olio
* Erbe essiccate: salvia, timo,   paprika affumicata
* Sale e pepe a piacere

Indicazioni

1. Preriscaldarela   friggitrice ad
   ariaa 350°Fahrenheit.
   Strofinare il seno di tacchino con olio d'oliva.
   Unire le spezie e

condire il tacchino all'esterno con questo mix di spezie. Mettere il tacchino nella friggitrice ad aria e cuocere per 25 minuti. Girare e cuocere per altri 12 minuti in più. In una piccola casseruola a fuoco medio mescolare lo sciroppo d'acero, la senape e il burro. Spazzolare il tacchino con lo smalto in posizione verticale. Friggere all'aria per 5 minuti o fino a quando il seno di tacchino è di colore dorato.

NUTRIZIONE: Calorie: 464, Grassi Totali: 10g, Carboidrati: 25g, Proteine: 64.6g

Kebab di pollo all'aglio

Tempo di cottura: 10 minuti Porzioni: 2

Ingredienti

- 1Lb. filetto di pollo, tagliato a pezzetti
- 1TAdi aglio blespoon, tritato
- 1/2 tazza yogurt semplice
- 1 oliod'oliva TA blespoon
- Succo di una calce
- 1cucchiaio datè curcuma in polvere
- 1CUCCHIAIO DATÈ peperoncino rosso in polvere

- 1cucchiaioda tè pepe nero
- 1 cucchiaio di pollo masala

Indicazioni

1. Mescolare lo yogurt e le spezie in una ciotola. Aggiungere l'olio e spremere mezzo lime in esso e mescolare. Rivestire i pezzi di pollo con miscela uno alla volta. Marinare i pezzi di pollo in frigo per 2 ore. Preriscaldare la friggitrice ad aria a 356°Fahrenheit. Posizionare la padella nella friggitrice ad aria e metterla i pezzi di pollo. Cuocere il pollo per 10 minuti.

NUTRIZIONE: Calorie: 355, Grassi Totali: 12,7g, Carboidrati: 7,8g, Proteine: 49,6g

Palle di maiale alla senape

Porzioni: 4

Ingredienti

- 7 once di maiale tritato
- 1cucchiaioda tè di miele biologico
- 1cucchiaio datè Senape di Digione
- 1TAblespoon formaggio cheddar, grattugiato
- 1/3 tazza cipolla, a dadini
- Sale e pepe a piacere
- Una manciata di basilico fresco, tritato
- 1CUCCHIAIODA TÈgarlicpuree

Indicazioni

1. In una ciotola, mescolare la carne con tutti i condimenti e formare palline.

2. Mettere le palline di maiale nella friggitrice ad aria e cuocere per 15 minuti a 392°Fahrenheit.

NUTRIZIONE: Calorie: 121, Grassi Totali: 6,8g, Carboidrati: 2,7g, Proteine: 11,3g

Braciole di maiale all'aglio

Tempo di cottura: 16 minuti Porzioni: 4

Ingredienti

- Braciole da 4pork
- 1TAblespoon burro di cocco
- 2teaspoons spicchi d'aglio tritati
- 1TAblespoon burro di cocco
- 2teaspoons prezzemolo, tritato
- sale e pepe a piacere

INDICAZIONI

1.   Preriscaldare la friggitrice ad aria a 350°Fahrenheit. In una ciotola, mescolare l'olio di cocco, condimenti e botter.

2.   Rivestire le braciole di maiale con questa miscela.

3.   Posizionare le braciole sulla padella della friggitrice ad aria e cuocerle per 8 minuti per lato.

NUTRIZIONE: Calorie: 356, Grassi Totali: 30g, Carboidrati: 2.3g, Proteine: 19G

Bistecche di salmone allo zenzero al miele

Tempo di cottura: 10   minuti Porzioni: 2

Ingredienti

- 2 bistecche disalmon
- 2 cucchiai di zenzero fresco, tritato
- Chiodi di gargarlico, tritati
- 1/4 tazza miele
- 1/3 tazza succo d'arancia
- 1/3 tazza salsa di soia
- 1 Lemon, affettato

Indicazioni

1.   Mescolare tutti gli ingredienti in una ciotola. Marinare il salmone nella salsa per 2 ore in frigo.

2.   Aggiungere il salmone marinato alla friggitrice ad aria a 395°Fahrenheit per 10 minuti.

3.   Guarnire con zenzero fresco e fette di limone.

NUTRIZIONE: Calorie: 514, Grassi Totali: 22g, Carboidrati: 39.5g, Proteine: 41G

Salmone rosmarino e limone

Tempo di cottura: 10   minuti Porzioni: 2

Ingredienti

- Filetti 2salmoni
- Trattino di pepe
- Rosmarino fresco, tritato
- 2slices di limone

Indicazioni:

1.   Strofinare il rosmarino sui filetti di salmone, quindi condirli con sale e pepe e posizionare le fette di limone sopra i filetti.

2.   Mettere in frigo per 2 ore. Preriscaldare

la friggitrice ad aria a 320°Fahrenheit.

3.   Cuocere per 10 minuti.

NUTRIZIONE: Calorie: 363, Grassi Totali: 22g, Carboidrati: 8g, Proteine: 40g

Pesce con capperi e salsa alle erbe

Tempo di cottura: 15 minuti

Porzioni: 4

Ingredienti

- Filetti 2cod
- 1/4 tazza farina di mandorle
- 1cucchiaio DATÈ Senape di Digione
- 1EGg
- Salsa:
- 2 cucchiai di crema acida leggera
- 2teaspoons capperi
- 1TAblespoontarragon,tritato
- 1TAblespoon aneto fresco, tritato
- 2 cucchiai di cipolla rossa, tritata
- 2 cucchiai di sottaceto di aneto, tritato

Indicazioni

1. Aggiungere tutti gli ingredienti della salsa in una piccola ciotola e mescolare fino a quando ben miscelato, quindi mettere in frigo.

2. In una ciotola mescolare senape e uovo di Digione e cospargere la farina su un piatto.

3. Immergere prima i filetti di merluzzo nell'uovo e nel mantello, quindi immergerli nella farina, rivestendoli su entrambi i lati.

4. Preriscaldare la friggitrice ad aria a 300 °Fahrenheit, posizionare i filetti nella friggitrice ad aria e cuocere per 10 minuti.

5. Mettere i filetti sui piatti da portata e cospargere di salsa e servire.

NUTRIZIONE: Calorie: 198, Grassi Totali: 9,4g, Carboidrati: 17,6g, Proteine: 11G

Ippoglosso di limone

Tempo di cottura: 20   minuti Porzioni: 4

Ingredienti

- 4 filetti dihalibut
- 1EGg, battuto
- 1Lemon, affettato
- Sale e pepe a piacere
- 1TA prezzemolodi blespoon, tritato
-

Indicazioni

1. Cospargere il succo di limone sui filetti di ippoglosso nero. In un robot da cucina mescolare le fette di limone, sale, pepe e prezzemolo.

2. Prendi i filetti e ricoprili con questa miscela; quindi immergere i filetti in uova sbattute.

3. Cuocere i filetti   nella

friggitrice ad aria a 350°Fahrenheit

per 15 minuti.

NUTRIZIONE: Calorie: 48,   Grassi Totali: 1G, Carboidrati: 2,5g,

Proteine: 9g

Ricette di pollame e carne

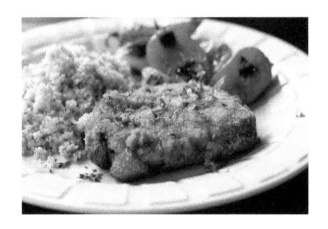

Manzo con sesamo e zenzero

Tempo di preparazione: 10 minuti Tempo di cottura: 23 minuti Porzioni: 4-6

Ingredienti

- 1/2 tazza tamari o salsa di soia

- 3 cucchiaino olio d'oliva

- 2 cucchiaino olio di sesamo tostato

- 1TB di zucchero di canna

- 1TBsp zenzero fresco macinato

- 3cloves aglio, tritato

- 1A 11/2 libbre bistecca gonna, controfiletto disossato o lonza bassa

Indicazioni:

1. Mettere insieme la salsa tamari, gli oli, lo zucchero di canna, lo zenzero e l'aglio in una piccola ciotola. Aggiungere carne bovina a un sacchetto di plastica di un quarto di dimensione e versare la marinata

la borsa. Premere   sulla borsa quanta più aria possibile e sigillare.

2.   Conservare in frigorifero da 1 a 1 ora e mezza, girando la metà del tempo. Togliere la carne dalla marinata e scartare la marinata. Asciugare la carne con tovaglioli di carta. Cuocere a una temperatura di 350 ° F per 20-23 minuti, girando a metà cottura.

NUTRIZIONE: Calorie: 381 Grassi: 5g Carboidrati: 9.6g Proteine: 38g Zucchero: 1.8g Colesterolo: 0mg

Maiale Katsu

Tempo di preparazione: 10 minuti Tempo di cottura: 14 minuti s Porzioni: 2

Ingredienti

- 170g braciole di maiale, disossate

- 56g di pangrattato

- 3g di aglio in polvere

- 2g di cipolla in polvere

- 6g di sale

- 1G di pepe bianco

- 60g di farina multiuso

- 2eggs, scuote
- Olio spray antiaereo

Direzione:

1. Mettere le braciole di maiale in un sacchetto ermetico o coprirle con un involucro di plastica.

2. Schiacciare il maiale con un rullo di carne o un martello fino a quando non è spesso 13 mm.

3.   Unire le briciole e i condimenti in una ciotola. Lascia da parte.

4.   Passare ogni braciola di maiale attraverso la farina, quindi immergerli nelle uova sbattute e infine passarle attraverso la miscela di briciole.

5.   Preriscaldare la friggitrice ad aria impostare la temperatura a 180 °C.

6.   Spruzzare braciole di maiale su ciascun lato con olio da cucina e metterli nella friggitrice d'aria preriscaldata.

7.   Cuocere le braciole di maiale a 180°C per 4 minuti.

8.   Rimuoverli dalla friggitrice d'aria al termine e lasciarli riposare per 5 minuti.

9.   Tagliali a pezzi e servili.

NUTRIZIONE: Calorie: 820 Grassi: 24.75g Carboidrati: 117G Proteine: 33.75g Zucchero: 0g Colesterolo: 120mg

Maiale su una coperta

Tempo di preparazione: 5 minuti Tempo di cottura: 10 minuti Porzioni: 4

Ingredienti

- 1/2 foglio di pasta sfoglia, scongelato
- 16thick salsicce affumicate
- 15ml di latte

Direzione:

1. Preriscaldare la friggitrice ad aria a 200 °C e impostare il timer su 5 minuti.

2. Tagliare la pasta sfoglia in strisce da 64 x 38 mm.

3. Mettere una salsiccia da cocktail alla fine della pasta sfoglia e rotolare intorno alla salsiccia, sigillando l'impasto con un po 'd'acqua.

4. Spazzolare la parte superiore (con la cucitura rivolta verso il basso delle salsicce avvolte nel latte e metterli nella friggitrice d'aria preriscaldata.

5. Cuocere a 200°C per 10 minuti o fino a doratura.

NUTRIZIONE: Calorie: 242 Grassi: 14g Carboidrati: 0g Proteine: 27g Zucchero: 0g Colesterolo: 80mg

Shawarma di agnello

Tempo di preparazione: 12 minuti Tempo di cottura: 8 minuti Porzioni: 2

Ingredienti

- 340g di agnello macinato
- 2g di cumino
- 2g di paprika
- 3g di aglio in polvere
- 2g di cipolla in polvere
- 1G di cannella
- 1G di curcuma
- 1G semi di finocchio
- 1G di semi di coriandolo macinato
- 3g di sale
- Spiedini da 4bamboo (229 mm

Direzione:

1.   Mettere tutti gli ingredienti in una ciotola e mescolare bene.

2.   Mescolare 85 g di carne in ogni spiedino, quindi   metterli in frigo per 10 minuti.

3.   Preriscaldare nella friggitrice ad aria a 200°C.

4.   Posizionare gli spiedini nella friggitrice d'aria preriscaldata, selezionare Bistecca. Regolare a 8 minuti.

5.   Servire con condimento allo yogurt al limone o da solo.

NUTRIZIONE: Calorie: 562   Grassi: 11.19g Carboidrati: 76.89g Proteine: 35.84g Zucchero: 7.45g Colesterolo: 69mg

Mix di tacchino e mango

Tempo di preparazione: 10 minuti Tempo di cottura: 30 minuti Porzioni: 4

Ingredienti

•	2pound petto di tacchino, senza pelle, disossato e a cubetti

•	1Cdi mango, pelato e a cubetti

•	2 cucchiai di burro, fuso

•	1CUCCHIAIO DATÈ peperoncino in polvere

•	1cucchiaio datè curcuma in polvere

•	Sale e pepe nero al gusto

•	1cipolla diellow Y, tritata

•	1TAblespoon coriandolo, tritato

Indicazioni

1.	Nella padella della friggitrice d'aria, mescolare il tacchino con il mango e gli altri ingredienti, trasferire la padella alla friggitrice ad aria e cuocere a 380 gradi F per 30 minuti.

2.	Dividi tutto tra piatti e servire.

NUTRIZIONE: Calorie 291, Grasso 12, Fibra 7, Carboidrati

20, Proteina 22

Turchia di Herbed

Tempo di preparazione: 10   minuti Tempo di cottura: 30 minuti Porzioni: 6

Ingredienti

•   1POe petto di tacchino, senza pelle, disossato e Affettato

•   1TAdi basilico blespoon, tritato

•   1coriandolo TAblespoon, tritato

•   1TAorigano blespoon, tritato

•   1TAolio di blespoonolive

•   1/2 tazza brodo di pollo

•   Succo di 1 lime

•   Sale e pepe nero al gusto

Indicazioni

1.   Nella padella dell'aria, mescolare il tacchino con il basilico e gli altri ingredienti e   cuocere a 370 gradi F per 30 minuti.

2.   Dividere il mix tra piatti e servire.

NUTRIZIONE: Calorie 281, Grasso 7, Fibra 8,

Carboidrati 20, Proteina 28

Ali di pollo e germogli

Tempo   di preparazione: 10 minutiTempo   di cottura: 25 minuti

Porzioni: 4

Ingredienti

* 2pound ali di pollo, dimezzate

* 1Csu cavoletti   di Bruxelles, tagliatie dimezzati

* 1Cfino salsa di pomodoro

* 1cucchiaio datè salsa piccante

* Sale e pepe nero al gusto

* 1cucchiaio datè coriandolo, macinato

* 1cucchiaioda tè cumino, macinato

* 1TAblespoon coriandolo, tritato

Indicazioni

1. Nella padella della friggitrice d'aria, mescolare il pollo con i germogli e gli altri ingredienti, mescolare,

cuocere a 380 gradi F per 25 minuti, dividere tra
piatti e servire.

NUTRIZIONE: Calorie 271, Grasso 7, Fibra 6, Carboidrati
14,
Proteina 20

Timo Turchia

Tempo di preparazione: 10   minuti   Tempo di cottura: 30 minuti Porzioni: 4

Ingredienti

* 2pound petto di tacchino, senza pelle, disossato e a cubetti

* 2 cucchiai di timo, tritati

* Succo di 1 lime

* 1cucchiaio da tèolio d'oliva

* Sale e pepe nero al gusto

* 2 cucchiai di pasta di pomodoro

* 1/2 tazza brodo di pollo

* 1erba cipollina TAblespoon, tritata

Indicazioni

1. Nella padella della friggitrice d'aria, mescolare il tacchino con il timo e gli altri ingredienti, introdurre la padella nella friggitrice ad aria e cuocere a 380 gradi F per 30 minuti.

2.   Dividere il mix tra piatti e servire.

NUTRIZIONE: Calorie 271, Grasso 11, Fibra 7, Carboidrati

17, Proteine 20

Pollo al cumino

Tempo di preparazione: 10 minuti Tempo di cottura: 30 minuti Porzioni: 4

Ingredienti

- 1 oliod'oliva TA blespoon
- 1POe petto di pollo, senza pelle, disossato e a cubetti
- Sale e pepe nero al gusto
- 1cucchiaioda tè cumino, macinato
- 3spring cipolle, tritate
- 1/2 tazza salsa di pomodoro
- 1C subrodo di pollo
- 1/2 cucchiaio di erba cipollina, tritata

Indicazioni:

1. Nella padella della friggitrice d'aria, mescolare il pollo con

l'olio e gli altri ingredienti e il toss.

2.   Introdurre la padella nella friggitrice ad aria e cuocere a 380 gradi F per 30 minuti.

3.   Dividi tutto tra piatti e servire.

NUTRIZIONE: Calorie 261, Grasso 11, Fibra 6, Carboidrati

19, Proteine 17

Pollo macinato e peperoncini

Tempo di preparazione: 10 minuti Tempo di cottura: 30 minuti

Porzioni: 4

Ingredienti

*   2pound petto di   pollo,   senza pelle, disossato   e macinato

*   1Cipolla di Yellow,   tritata

*   1CUCCHIAIO DATÈ peperoncino in polvere

*   1cucchiaioda tè   paprika dolce

*   Sale e pepe nero al gusto

*   1 oliod'oliva TA blespoon

*   4 once di peperoncini verdi in scatola, tritati

*   Una manciata di

prezzemolo,

INDICAZIONI

1.   Nella padella della friggitrice, mescolare il pollo con la cipolla, il peperoncino in polvere e gli altri ingredienti, introdurre la padella nell'aria

friggere e cuocere a 370 gradi F per 30 minuti.

2.   Dividere in ciotole e servire.

Salsa di pomodoro all'oliva di pollo tritata

Tempo di preparazione: 10 minuti Tempo di cottura: 30 minuti Porzioni: 4

Ingredienti

- Cotoletta di pollo da 500 g

- 2 susci di 2 minuti+1 spicchio d'aglio degermed

- 75 g di salsa di pomodoro + 15 g di crema liquida al 30%

- 1Bay leaf+sale+pepe+1 cucchiaino erbe provenzali

- Olive verdi e nere 20pitted

Direzione:

1. Tagliare le cotolette di pollo a strisce e metterle nel cesto della friggitrice con l'aglio e gli slitte. Non mettere l'olio. Sale/pepe.

2. Impostare il timer e la temperatura su 10-12 minuti a 200°C

3. Aggiungi la salsa di pomodoro, la crema, le olive, l'alloro e le erbe provenzali. Sale se necessario. Mescolare con un cucchiaio di legno.

4. Chiudere la friggitrice ad aria e programmare

20 minuti a 180°C.

5.   Mangiare caldo con riso o pasta.

NUTRIZIONE: Calorie 220.2 Grassi 7.0 g Carboidrati
8,5 g Zuccheri 4,5 g Proteine28,9 g Colesterolo 114,8 mg

Cosce di pollo in salsa di cocco e noci

Tempo di preparazione: 10 minuti Tempo di cottura: 30 minuti
Porzioni: 4

Ingredienti
* 8 cosce di pollo senza pelle

* Cipolle 2chopped

* 25ml di crema di cocco + 100 ml di latte di cocco

* 4 cucchiaino di polvere di cocco + 1 manciata di mix di frutta secca+ 5 albicocche secche, a dadini + alcuni anacardi e mandorle

* Sale fine + pepe

Direzione:

1. Mettere le cipolle, tritate con le cosce di pollo, nella friggitrice ad aria (senza olio). Aggiungere sale e pepe. Programma 10 minuti a 200°C.

2. Mescolare da solo con un cucchiaio di legno.

3. Aggiungere panna e latte di cocco, polvere di cocco, frutta secca e albicocche. Esci se necessario. Continuare la cottura programmando 20 minutes a 200°C. Non hai niente da fare; cucina da solo,

senza alcun problema.

4. Con le pinng, rimuovere la ciotola e servire caldo con riso, verdure, noodles cinesi................. A Delizia. Cucina perfetta

NUTRIZIONE: Calorie 320.4 Grassi 11.6 g Carboidrati 9.0 g Zuccheri 2.1 g Protein44.0 g Colesterolo 102.7 mg

Foresta Guinea Hen

Tempo di preparazione: circa 15 minuti Tempo di cottura: 1 h 15 - 1 h 30 Porzioni: 4

Ingredienti

- Una bellissima fattoria di faraone del peso da 1 a 1,5 chili

- 100g di funghi porcini secchi o freschi a seconda della stagione

- 8grande patate Bea

- 1PLmangiato

- 2cloves di aglio

- 1assegnazioneSH

- Prezzemolo tritato
- Un pizzico di burro

- Olio vegetale

- DIREZIONE

sale e pepe:

1. Mettere i funghi secchi in acqua per reidratarli o semplicemente pulirli se sono funghi porcini freschi. Sbucciare le patate e tagliarle finemente. Tritare l'aglio e il prezzemolo e mettere da parte.

2. Preparare la faraona tagliando il collo e rimuovendo tutti i frattaglie all'interno. Guarnire

con ripieno pasta, spicchi d'aglio e prezzemolo.

3.   Mettere le faraone nella friggitrice ad aria compressa a 2000C senza olio di capacità sufficiente. Basta aggiungere la manopola del burro e un cucchiaio di olio da cucina. Concedi circa un'ora di cottura al chilo, quindi dovrai controllare dopo un certo periodo.

4.   Quando la faraona è pronta, preparare i funghi porcini nella friggitrice oil-free aggiungendo lo scalogno. Questa preparazione è molto veloce e non dovresti dimenticare sale e pepe.

5.   Quando tutto è pronto, mettere ciascuna delle preparazioni nella friggitrice ad aria, cospargere con i succhi di cottura e cuocere per altri 15 minuti.

6.   Servire caldo per gustare tutti i flavors del piatto.

NUTRIZIONE: Calorie 110 Grassi 2.5g Carboidrati 0g Zuccheri 0g Proteine 21G Colesterolo 63mg

Pollo fritto e croccante

Tempo di preparazione: 15 minuti

Tempo di cottura: 35-40 minuti

Porzioni: 4 INGREDIENTI

- 4ni di pollo

- 1TB diolio d'oliva

- 1TBsp pangrattato
- 1TBsp di una miscela di spezie

- Sale

- 250g di patate a persona

Direzione:

2.   Tagliare i seni di pollo a 4 fette

3.   Mescolarli con gli altri ingredienti in modo che il pollo sia perfettamente coperto con la preparazione.

4.   Sbucciare e tagliare le patate allo stesso modo delle patatine fritte, cercando di fare un taglio regolare per cuocere meglio.

5.   Mettere le strisce nella friggitrice senza olio e cuocere a 2000C per 15-20 minuti per ottenere un pollo croccante.

6.   Per le patatine fritte, attendere 30 minuti per cucinare.

NUTRIZIONE: Calories 227 Carboidrati 23g
Grassi 18g Zuccheri 0g Proteine 12g
Colesterolo 63mg

Morsi di tacchino arancione

Tempo di preparazione: 10-20 Tempo di cottura: 15-30

Porzioni: 8

Ingredienti

- 750 g di tacchino
- 1assegnazioneSH
- 2orange
- Timo a piacere
- 1olio TSP
- Sale e pepe a piacere

Direzione:

1. Tagliare il tacchino a pezzi e sbucciare le arance, tagliando la pelle a strisce.

2. Mettere lo scalogno tritato, la buccia d'arancia, il timo e l'olio nel cesto della friggitrice d'aria preriscaldata a 150 per 5 minuti. Marrone tutto per 4 minuti.

3. Aggiungere 1/2 bicchiere d'acqua, tacchino leggermente infarinato, sale e pepe; cuocere a fuoco lento per altri 6 minuti.

4. Quindi aggiungere il succo d'arancia e cuocere a 2000C per 15 minuti fino a ottenere un succo denso.

5. Servire guarnito con alcune foglie di timo e fette di arancia.

NUTRIZIONE: Calorie 80 Grassi 5g Carboidrati 1GZucchero 0g Proteine 7g Colesterolo 25mg

Cosce di pollo con patate

Tempo di preparazione: 10 Tempo di cottura: 45-60

Porzioni: 6

Ingredienti

* 1KG di cosce di pollo

* 800g di patate a pezzi

* Sale a piacere

* Pepe a piacere

* Rosmarino a proprio agio

* 1C amoreaglio

Direzione:

1. Preriscaldare la friggitrice ad aria compressa a 1800C per 15 minuti.

2. Mettere le cosce di pollo nel cestino e aggiungere le patate precedentemente sbucciate e lavate, aggiungere uno spicchio d'aglio, rametti di rosmarino, sale e pepe.

3. Impostare la temperatura 2000C e cuocere tutto per 50 minuti. Mescolare 3-4 volte durante la cottura (quando sono ben rosossi in superficie e pollo 1-2 volte.

NUTRIZIONE: Calorie 419.4 Grassi 9.5 g Carboidrati 44,8 g Zucchero52,0 g Proteina39,1 g Colesterolo 115,8 mg

Blanquette di pollo con soia

Tempo di preparazione: 10-

20 Tempo di cottura: 15-30

porzioni:

Ingredienti

* 600g Petto di pollo

* 300g Patate

* Germogli di fagioli da 100 g

* 150g brodo

* 50g Cipolla

* 1CUCCHIAINO Olio d'oliva

* 25g salsa di soia

Direzione:

1. Tagliare la carne e le patate a pezzi.

2. Versare l'olio affettato e la cipolla sul fondo del serbatoio, chiudere il coperchio.

3. Impostare la friggitrice ad aria a 1500 ° C su marrone per 5 minuti.

4. Aggiungere il pollo infarinato, le patate, il brodo, il sale e il pepe e cuocere per altri 13

minuti.

5.	Quindi versare i germogli e la salsa di soia e cuocere	per altri 10 minuti.

NUTRIZIONE: Calorie 250 Carboidrati 19g Grassi 11G Zuccheri 7g Proteine 16g Colesterolo 0mg

Ricette di verdure

Salsa Zucchine

Tempo di preparazione: 5 minuti

Tempo di cottura: 20 minuti

Porzioni: 4 INGREDIENTI

- 1POund zucchine, affettate grossolanamente
- 1Cup salsa mite
- 1 Cipolla tritata
- Sale e pepe nero al gusto
- 2 cucchiai di succo di lime
- 2 cucchiai di olio d'oliva
- 1TEAspoon coriandolo, macinato

Indicazioni

1. In una padella che si adatta alla friggitrice d'aria, mescolare le zucchine con la salsa e gli altri ingredienti, mescolare, introdurre nella friggitrice e cuocere a 390 gradi F per 20 minuti.

2. Dividere il mix tra piatti e servire.

NUTRIZIONE: Calorie 150, Grasso 4, Fibra 2, Carboidrati 4,
Proteina 5

Fagiolini e   Olive

Tempo   di preparazione: 5   minuti
Tempo di cottura: 20   minuti
Porzioni: 4

Ingredienti

- 1Pagione di fagiolini, tagliati e   dimezzati
- 1Cup olive nere, denoccionate e dimezzate
- 1Cup olive kalamata, denocciolato e dimezzato
- 1 Cipolla tagliata, affettata
- 2 cucchiai di aceto balsamico
- Olio d'oliva 1TAblespoon
- Chiodi di gargarlico tritati
- 1/2 tazza salsa di pomodoro

Indicazioni

1.   In una padella che si adatta alla friggitrice
d'aria, mescolare i fagiolini con le olive e gli altri
ingredienti, mescolare,   mettere la padella   nella
friggitrice e cuocere a 350   gradi F per 20 minuti.

2.   Dividere il mix tra piatti e servire.

NUTRIZIONE: Calorie 180, Grasso 4, Fibra 3,
Carboidrati 5,

Proteina 6

Mix di avocado piccante

Tempo di preparazione: 5 minuti
Tempo di cottura: 15 minuti
Porzioni: 4

Ingredienti:

•   2 piccoli avocado, snocciolato, sbucciato e tagliato a spicchi

•   Olio d'oliva 1TAblespoon

•   Scorza di 1 lime, grattugiata

•   Succo di 1 lime

•   Olio di avocado 1TAblespoon

•   Un pizzico di sale e pepe nero

•   1/2 cucchiaino di paprika dolce

Indicazioni

1.   In una padella che si adatta alla friggitrice ad aria, mescolare l'avocado con il succo di   lime e gli altri ingredienti, mettere la padella nella   friggitrice ad aria e cuocere a 350   gradi F per 15 minuti.

2.   Dividere il mix tra piatti e servire.

NUTRIZIONE: Calorie 153, Grasso 3, Fibra 3,

Carboidrati 4,
Proteina 6

Fagioli neri piccanti

Tempo di preparazione: 5 minuti Tempo di cottura: 20 minuti Porzioni: 4

Ingredienti

- 2 tazze fagioli neri in scatola, sgocciolato

- Olio d'oliva 1TAblespoon

- 1TEAspoon peperoncino in polvere

- Peperoncini 2red, tritati

- Apinch di sale e pepe nero

- 1/4 tazza salsa di pomodoro

Indicazioni

1. In una padella che si adatta alla friggitrice ad aria, mescolare i fagioli con l'olio e gli altri ingredienti, mescolare, mettere la padella nella friggitrice ad aria e cuocere a 380 gradi F per 20 minuti.

2. Dividere tra piatti e servire.

NUTRIZIONE: Calorie 160, Grasso 4, Fibra 3, Carboidrati5,

Proteina 4

Pomodori e peperoni Cajun

Tempo   di preparazione: 4
              minuti   Tempo di cottura: 20
minuti Porzioni: 4

Ingredienti

* Olio di avocado 1TAblespoon

* Peperoni misti da 1/2   libbra, affettati

* 1PPo pomodorini, dimezzati

* 1 Cipolla tritata

* Un pizzico di sale e pepe nero

* 1TEAspoon paprika dolce

* 1/2 cucchiaio di condimento Cajun

Indicazioni

1.   In una padella che si adatta alla friggitrice d'aria, unire i peperoni con i pomodori e gli altri ingredienti, mettere la padella nella friggitrice ad aria e cuocere a 390 gradi F per 20 minuti.

2.   Dividere il mix tra piatti e servire.

NUTRIZIONE: Calorie 151, Grasso 3, Fibra 2,

Carboidrati 4,
Proteina 5

Olive e patate dolci

Tempo   di preparazione: 5   minuti
Tempo di cottura: 25 minuti
Porzioni: 4

Ingredienti

•   1POund patate dolci, sbucciate e tagliate a spicchi

•   1Cup olive kalamata, denocciolato e dimezzato

•   Olio d'oliva 1TAblespoon

•   2 cucchiai di aceto balsamico

•   Un mazzo di   coriandolo, tritato

•   Sale e pepe nero al gusto

•   1TIl basilico di cucchiaio, tritato

Indicazioni

1.   In una padella che si adatta alla friggitrice ad aria, unire le patate con le olive e gli altri ingredienti e il toss.

2.   Mettere la padella nella friggitrice ad aria e cuocere a 370 gradi F per 25 minuti.

3.   Dividere tra piatti e servire. NUTRIZIONE: Calorie 132, Grasso 4, Fibra 2, Carboidratis4, Proteine 4

Spinaci e germogli

Tempo di preparazione: 5 minuti Tempo di cottura: 20 minuti Porzioni: 4

Ingredienti

- 1PA intorno a Bruxelles germogli, tagliati e dimezzati

- Spinaci per bambini da 1/2 libbra

- Olio d'oliva 1TAblespoon

- Succo di 1 lime

- Sale e pepe nero al gusto

- 1TTaspoon prezzemolo,

ISTRUZIONI tritate:

1. Nella padella della friggitrice d'aria, mescolare i germogli con gli spinaci e gli altri ingredienti, mescolare, mettere la padella nella friggitrice d'aria e cuocere a 380 gradi F per 20 minuti.

2. Trasferire in ciotole e servire.

NUTRIZIONE: Calorie 140, Grasso 3, Fibra 2, Carboidrati 5,

Proteina 6

RICETTE DI PESCE

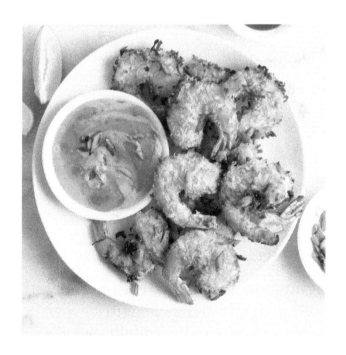

Aglio Gamberi Pancetta Cuocere

Tempo   di preparazione: 10 minutiTempo   di   cottura: 8 minuti

Porzioni: 4

Ingredienti

* 1/4 tazza burro

* 2Tbsp aglio tritato

* 1POe gamberetti, pelati e puliti

* 1/4 cucchiaino pepe nero macinato

* 1/2 tazza cotta, pancetta tritata

* 1/3 tazza panna pesante

* 1/4 tazza parmigiano

Indicazioni:

1. Preriscaldare la friggitrice ad aria a 400 gradi F e ungere una teglia da 8x8 pollici.

2. Aggiungere il burro e i gamberetti nella padella e mettere nella friggitrice per 3 minuti. Rimuovere la padella dalla friggitrice ad aria.

3. Aggiungere gli ingredienti rimanenti nella padella e tornare alla friggitrice ad aria per cuocere

per altri 5 minuti.

Il mix dovrebbe essere gorgogliante ei gamberetti dovrebbero essere rosa.

4.   Servire con spaghetti di zucchine o gustare la paffuto.

NUTRIZIONE: Calorie 350, Grassi Totali 27g, Grassi Saturi 15g, Carboidrati Totali 3g, Carboidrati Netti 3g, Proteine 36g, Zucchero og, Fibra og, Sodio 924mg, Potassio 16G

Gruyere Gamberi Pancetta Cuocere

Tempo di preparazione: 10 minuti Tempo di cottura: 10   minuti Porzioni: 4

Ingredienti

- 1/4 tazza burro

- 2Tbsp aglio tritato

- 1POe gamberetti, pelati   e puliti

- 1/4 cucchiaino pepe nero macinato

- 1/2 tazza cotta, pancetta tritata

- 1/3 tazza panna pesante

- 1/4 tazza parmigiano

- 1/2 tazza di formaggio gruyere, grattugiato

Indicazioni:

1. Preriscaldare la friggitrice ad aria a 400 gradi F e ungere una teglia da 8x8 pollici.

2. Aggiungere il burro e i gamberetti nella padella e mettere nella friggitrice per 3 minuti. Rimuovere la padella dalla friggitrice ad aria.

3. Aggiungere gli ingredienti rimanenti nella padella e tornare alla friggitrice ad aria per cuocere per altri 5 minuti. Il mix dovrebbe gorgogliare e i gamberetti dovrebbero essere rosa.

4. Cospargere il gruyere sui gamberetti e tornare alla friggitrice ad aria per altri 2 minuti per rosolare la parte superiore del formaggio.

5. Servire con spaghetti di zucchine o gustare la paffuto.

NUTRIZIONE: Calorie 410, Grassi Totali 32g, Grassi Saturi 18g, Carboidrati Totali 4g, Carboidrati Netti 3g, Proteine 38g, Zucchero 0g, Fibra 0g, Sodio 988mg, Potassio 24g

Cajun Shrimp Bacon Bake

Tempo di preparazione: 10 minutiTempo di cottura: 10 minuti

Porzioni: 4

Ingredienti

- 1/4 tazza burro
- 2Tbsp aglio tritato
- 1POe gamberetti, pelati e puliti
- 1/2 cucchiaino condimento Cajun
- 1/2 tazza cotta, pancetta tritata
- 1/3 tazza panna pesante
- 1/4 tazza parmigiano

Indicazioni:

1.   Preriscaldare la friggitrice ad aria a 400 gradi F e ungere una teglia da 8x8 pollici.

2.   Aggiungere il burro e i gamberetti nella padella e mettere nella friggitrice per 3 minuti. Rimuovere la padella dalla friggitrice ad aria.

3.   Aggiungere gli ingredienti rimanenti nella padella e tornare alla friggitrice ad aria per cuocere

per altri 5 minuti. Il mix dovrebbe gorgogliare e i gamberetti dovrebbero essere rosa.

4.   Servire con spaghetti di zucchine o gustare la paffuto.

NUTRIZIONE: Calorie 352, Grassi Totali 27g, Grassi Saturi 15g, Carboidrati Totali 3g, Carboidrati Netti 3g, Proteine 36g, Zucchero 0g, Fibra 0g, Sodio 930mg, Potassio 18g

Prosciutto di gambero all'aglio Cuocere

Tempo di preparazione: 10 minuti Tempo di cottura: 10 minuti Porzioni: 4

Ingredienti

- 1/4 tazza burro
- 2Tbsp aglio tritato
- 1POe gamberetti, pelati e puliti
- 1/4 cucchiaino pepe nero macinato
- 2oz prosciutto affettato sottilmente, triturato
- 1/3 tazza panna pesante
- 1/4 tazza parmigiano

Indicazioni:

1. Preriscaldare la friggitrice ad aria a 400 gradi Fand ungere una teglia da 8x8 pollici.

2. Aggiungere il burro e i gamberetti nella padella e mettere nella friggitrice per 3 minuti. Rimuovere la padella dalla friggitrice ad aria.

3. Aggiungere gli ingredienti rimanenti nella padella e tornare alla friggitrice ad aria per cuocere per altri 5 minuti. Il mix dovrebbe gorgogliare e i gamberetti dovrebbero essere rosa.

4. Servire con spaghetti di zucchine o gustare in modo semplice.

NUTRIZIONE: Calorie 358, Grassi Totali 27g, Grassi Saturi 15g, Carboidrati Totali 3g, Carboidrati Netti 3g, Proteine 36g, Zucchero 0g, Fibra 0g, Sodio 1026mg, Potassio 16G

Aglio Gamberetti Tonno Cuocere

Tempo di preparazione: 10 minuti Tempo di cottura: 10 minuti Porzioni: 4

Ingredienti

- 1/4 tazza burro

- 2Tbsp aglio tritato

- 1POe gamberetti, pelati e puliti

- 1/4 cucchiaino pepe nero macinato

- 1TIN di tonno in scatola, sgocciolato bene

- 1/3 tazza panna pesante

- 1/4 tazza parmigiano

Indicazioni:

1.   Preriscaldare la friggitrice ad aria a 400 gradi F e ungere una teglia da 8x8   pollici.

2.   Aggiungere il burro e i gamberetti nella padella e mettere nella friggitrice per 3 minuti. Rimuovere la padella dalla friggitrice ad aria.

3.   Aggiungere gli ingredienti rimanenti nella padella e tornare alla friggitrice ad aria per cuocere per altri 5 minuti. Il mix dovrebbe gorgogliare e i gamberetti dovrebbero essere rosa.

4.   Servire con spaghetti di zucchine   o gustare la

paffuto.

NUTRIZIONE: Calorie 376, Grassi Totali 30g, Grassi Saturi 15g, Carboidrati Totali 3g, Carboidrati Netti 3g, Proteine 43g, Zucchero 0g, Fibra 0g, Sodio 924mg, Potassio 16G

Jalapeno Tonno Melt Cups

Tempo di cottura: 20   minuti Porzioni: 7

INGREDIENTI

- 5oz tonno in scatola, sgocciolato
- 2 uova
- 1/4 tazza panna acida
- 1/4 tazza maionese
- 3/4 tazza formaggio cheddar triturato
- 3/4 tazza di formaggio jack al pepe
- 1/4 cucchiaino sale
- 1/4 cucchiaino pepe nero macinato
- 1TBsp prezzemolo, tritato
- 1/2 tazza fette jalapeno

Indicazioni:

1.   Preriscaldare la friggitrice ad aria a 325 gradi F e   ungere una latta di muffin o tazze di muffin individuali, qualunque sia l'opzione più adatta alla friggitrice d'aria.

2.   In una grande ciotola,   unire il tonno, la maionese, la panna acida, entrambi i tipi di formaggio grattugiato, prezzemolo, fette di jalapeno, sale e

pepe.

3.   Raccogliere il mix nella lattina di muffin preparata, riempiendo   ogni tazza verso l'alto.

4.   Cuocere nella friggitrice d'aria per 20 minuti o fino a quando le cime sono dorate.

5.   Mettere su una fetta di pane cheto, servire cracker withketo o gustare   plain con un cucchiaio!

NUTRIZIONE: Calorie 167, Grassi Totali 13g, Grassi Saturi   3, Carboidrati Totali 2g, Carboidrati Netti 1G,Proteine 9g, Zucchero 2g, Fibra 0g, Sodio 321MG, Potassio 197g

Tazze melt per tonno a letto

Tempo di preparazione: 10 minuti Tempo di cottura: 20 minuti Porzioni: 7

Ingredienti

- 5oz tonno in scatola, sgocciolato

- 2eggs

- 1/4 tazza panna acida

- 1/4 tazza maionese

- 3/4 tazza formaggio cheddar triturato

- 3/4 tazza di formaggio jack al pepe

- 1/4 cucchiaino sale
- 1/4 cucchiaino pepe nero macinato
- 1TBsp prezzemolo, tritato

- 1TSP rosmarino fresco tritato

- 1TSP basilico fresco tritato

Indicazioni:

1.   Preriscaldare la friggitrice ad aria a 325 gradi F e   ungere una latta di muffin o tazze di muffin individuali, qualunque sia l'opzione più adatta alla friggitrice d'aria.

2.   In una grande   ciotola,   unire il tonno, la maionese, la panna acida, entrambi i tipi di formaggio grattugiato, prezzemolo, rosmarino, basilico, sale e pepe.

3.   Raccogliere il mix nella lattina di muffin preparata, riempiendo   ogni tazza verso l'alto.

4.   Cuocere nella friggitrice d'aria per 20 minuti o fino a quando le cime sono dorate.

5.   Mettere su una fetta di pane cheto, servire con cracker cheto o gustare semplice con un cucchiaio!

NUTRIZIONE: Calorie 163, Grassi Totali 13g, Grassi Saturi   3, Carboidrati Totali 1G,Carboidrati Netti 1G,Proteine 9g, Zucchero 1G, Fibra 0g, Sodio 325mg, Potassio 197g

Tazze di fusione del tonno ca jun

Tempo di preparazione: 10 minuti Tempo di cottura: 20 minuti Porzioni: 7

Ingredienti

- 5oz tonno in scatola, sgocciolato

- 2eggs

- 1/4 tazza panna acida

- 1/4 tazza maionese

- 3/4 tazza formaggio cheddar triturato

- 3/4 tazza di formaggio jack al pepe

- 1/4 cucchiaino sale

- 1/2 cucchiaino condimento Cajun

- 1TBsp prezzemolo, tritato

Indicazioni:

1. Preriscaldare la friggitrice ad aria a 325 gradi F e ungere una latta di muffin o tazze di muffin individuali, qualunque sia l'opzione più adatta alla friggitrice d'aria.

2. In una grande ciotola, unire il tonno, la maionese, la panna acida, entrambi i tipi di formaggio grattugiato, prezzemolo, condimento

Cajun, sale e pepe. Raccogliere il mix nella muffintina preparata, riempiendo ogni tazza verso l'alto.

3.   Cuocere nella friggitrice d'aria per 20 minuti o fino a quando le cime sono dorate.

4.   Mettere su una fetta di pane cheto, servire cracker withketo o gustare semplice con un cucchiaio!

NUTRIZIONE: Calorie 161, Grassi Totali 13G, Grassi Saturi 3, Carboidrati Totali 1G,Carboidrati Netti 1G,Proteine 9g, Zucchero 1G, Fibra 0g, Sodio 321mg, Potassio 197g

Tazze melt per tonno Cheddar

Tempo di preparazione: 10 minuti Tempo di cottura: 20 minuti Porzioni: 7

Ingredienti

- 5oz tonno in scatola, sgocciolato

- 2eggs

- 1/4 tazza panna acida

- 1/4 tazza maionese

- 1 1/2 tazze formaggio cheddar triturato

- 1/4 cucchiaino sale

- 1/4 cucchiaino pepe nero macinato
- 1TBsp prezzemolo, tritato

Indicazioni

1. Preriscaldare la friggitrice ad aria a 325 gradi F e ungere una latta di muffin o tazze di muffin individuali, qualunque sia l'opzione più adatta alla friggitrice d'aria.

2. In una grande ciotola, unire il tonno, la maionese, la panna acida, il formaggio, il prezzemolo, il sale e il pepe.

3. Raccogliere il mix nella lattina di muffin preparata, riempiendo ogni tazza verso l'alto.

4. Cuocere nella friggitrice d'aria per 20 minuti o fino a quando le cime sono dorate.

5. Mettere su una fetta di pane cheto, servire con cracker cheto o gustare semplice con un cucchiaio!

NUTRIZIONE: Calorie 160, Grassi Totali 13g, Grassi Saturi 3, Carboidrati Totali 1G,Carboidrati Netti 1G,Proteine 9g, Zucchero 1G, Fibra 0g, Sodio 321mg, Potassio 197g

Bastoncini di pesce salmone

Tempo di preparazione: 10 minuti Tempo di cottura: 10 minuti Porzioni: 4

Ingredienti

- 1po e filetti di salmone

- 1/4 tazza maionese

- 2Tbsp senape

- 1/2 cucchiaino sale

- 1/2 cucchiaino blackpepper macinato

- 1 1/2 tazze di cotiche di maiale macinate

- 2Tbsp latte intero

Indicazioni:

1. Preriscaldare la friggitrice d'aria a 400 gradi F e allineare il vassoio della friggitrice ad aria con un foglio e spruzzare con grasso da cucina.

2. Asciugare i filetti di salmone accarezzando con un tovagliolo di carta. Tagliare il pesce a strisce larghe circa 1 pollice e lunghe due pollici.

3. In una piccola ciotola, unire la senape, la mayo e il latte e mescolare bene.

4. In una ciotola separata, unire il maiale macinato cotiche, sale e pepe.

5.   Immergere le strisce di pesce nel mix di maionese e poi nella miscela di cotenna di maiale, rivestendo completamente il pesce. Posizionarlo sul vassoio preparato al termine e ripetere con i bastoncini di pesce remaining.

6.   Mettere il vassoio nella friggitrice ad aria e cuocere il pesce per 5 minuti, capovolgere e cuocere per altri 5
minuti Porzioni mentre caldo!

NUTRIZIONE: Calorie 282, Grassi Totali 18g, Grassi Saturi 5g, Carboidrati Totali 1G,Carboidrati Netti 0g, Proteine 27g, Zucchero 0g, Fibra 1G, Sodio 664mg, Potassio 68g

Bastoncini di pesce salmone Cajun

Tempo di preparazione: 10 minuti Tempo di cottura: 10 minuti Porzioni: 4

Ingredienti

* 10Pe salmone

* 1/4 tazza maionese

* 2Tbsp senape

* 1/2 cucchiaino sale

* 1condimento Cajun TSP

* 1 1/2 tazze di cotiche di maiale macinate

* 2Tbsp latte intero

Indicazioni:

1. Preriscaldare la friggitrice d'aria a 400 gradi F e allineare il vassoio della friggitrice ad aria con un foglio e spruzzare con grasso da   cucina.

2. Asciugare i filetti di salmone accarezzando con un tovagliolo di carta. Tagliare il pesce a strisce larghe circa 1 pollice e lunghe due pollici.

3. In una piccola ciotola, unire la senape, la mayo e il latte e mescolare   bene.

4. In una ciotola separata, unire le cotiche di maiale macinate, il condimento Cajun e il sale.

5.	Immergere le 	strisce di pesce	nel mix di maionese e poi nella miscela di cotenna di maiale, rivestendo completamente il pesce. Posizionarlo sul vassoio preparato al termine e ripetere con i bastoncini fish rimanenti.

6.	Mettere il vassoio nella friggitrice ad aria e cuocere il pesce per 5 minuti, capovolgere e cuocere per

altri 5 minuti Porzioni mentre caldo!

NUTRIZIONE: Calorie 288, Grassi Totali 18g, Grassi Saturi 5g, Carboidrati Totali 1G,Carboidrati Netti 0g, Proteine 27g, Zucchero 0g, Fibra 1G, Sodio 676mg, Potassio 68g

Bastoncini di pesce avvolti nella pancetta

Tempo di preparazione: 10 minuti Tempo di cottura: 18 minuti

Porzioni: 4

Ingredienti

- 1CA emerluzzo bianco
- 1/4 tazza maionese
- 2Tbsp senape
- 1/2 cucchiaino sale
- 1/2 cucchiaino blackpepper macinato
- 1 1/2 tazze di cotiche di maiale macinate
- 2Tbsp latte intero
- Pancetta da 1/2 libbra, crudo, strisce

Indicazioni:

1. Preriscaldare la friggitrice d'aria a 400 gradi F e allineare il vassoio della friggitrice ad aria con un foglio e spruzzare con grasso da cucina.

2. Asciugare i filetti di merluzzo accarezzando con un tovagliolo di carta. Tagliare il pesce a strisce larghe circa 1 pollice e lunghe due pollici.

3. In una piccola ciotola, unire la senape, la mayo

117

e latte e mescolare bene insieme.

4. In una ciotola separata, unire le cotiche di maiale macinate, sale e pepe.

5. Immergere le strisce di pesce nel mix di maionese e poi nella miscela di cotenna di maiale, rivestendo completamente il pesce. Posizionarlo sul vassoio preparato al termine e ripetere con i bastoncini di pesce rimanenti.

6. Avvolgere ogni bastoncino di pesce nella pancetta e riposizionare sul vassoio.

7. Mettere il vassoio nella friggitrice ad aria e cuocere il pesce per 10 minuti, capovolgere e cuocere per altri 8 minuti o fino a quando la pancetta è marrone e croccante. Servire mentre è caldo!

NUTRIZIONE: Calorie 310, Grassi Totali 24g, Grassi Saturi 5g, Carboidrati Totali 1G,Carboidrati Netti 0g, Proteine 34g, Zucchero 0g, Fibra 1G, Sodio 899mg, Potassio 112g

Tazze melt per tonno Cheto

Tempo di preparazione: 10 minuti Tempo di cottura: 20   minuti Porzioni: 7

Ingredienti

* 5oz tonno in scatola, sgocciolato
* 2eggs
* 1/4 tazza panna acida
* 1/4 tazza maionese
* 3/4 tazza formaggio cheddar triturato
* 3/4 tazza di formaggio jack al pepe
* 1/4 cucchiaino sale
* 1/4 cucchiaino pepe nero macinato
* 1TBsp prezzemolo, tritato

Indicazioni:

1. Preriscaldare la friggitrice ad aria a 325 gradi F e   ungere una latta di muffin o tazze di muffin individuali, qualunque sia l'opzione più adatta alla friggitrice d'aria.

2. In una grande ciotola, unire il tonno, la maionese, la panna acida, entrambi i tipi di formaggio grattugiato, prezzemolo, sale e pepe.

3.   Raccogliere il mix nella lattina di muffin preparata, riempiendo   ogni tazza verso l'alto.

4.   Cuocere nella friggitrice d'aria per 20 minuti o fino a quando le cime sono dorate.

5.   Mettere su una fetta di pane cheto, servire con cracker cheto o gustare semplice con un cucchiaio!

NUTRIZIONE: Calorie 160, Grassi Totali 13g, Grassi Saturi   3, Carboidrati Totali 1G,Carboidrati Netti 1G,Proteine 9g, Zucchero 1G, Fibra 0g, Sodio 321mg, Potassio 197g

Snack e dessert

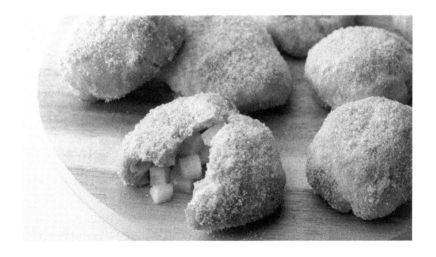

Torta alla banana

Tempo di preparazione: 10 minuti Tempo di cottura: porzioni di 1 ora: 4

Ingredienti

- 1Cup acqua, per la pentola a pressione
- 1ANd 1/2 tazze zucchero
- 2cups farina
- 4bananas, sbucciate e schiacciate
- 1TEAspoon cinnamonpowder
- 1TEAspoon noce moscata in polvere

Indicazioni

1. In una ciotola mescolare lo zucchero con farina, banane, cannella e noce moscata, mescolare, versare in una teglia unta e coprire con un foglio di latta.

2. Aggiungere l'acqua alla pentola a pressione, aggiungere il cestino del piroscafo, aggiungere la teglia, coprire e cuocere in alto per 1 ora.

3. Affettare, dividere tra i piatti e servire freddo.

NUTRIZIONE: Calorie 300, Grasso 10, Fibra 4,

Budino all'ananas

Tempo di preparazione: 10 minuti
Tempo di cottura: 5 minuti Porzioni: 8

Ingredienti

* Olio di avocado 1TAblespoon

* 1Cup riso

* 14 once di latte

* Zucchero al gusto

* 8 once di ananas in scatola, tritato

Indicazioni

1. Nella pentola a pressione, mescolare olio, latte erice, mescolare, coprire e cuocere in alto per 3 minuti.

2. Aggiungere zucchero e ananas, mescolare, coprire e cook su High per altri 2 minuti.

3. Dividere in ciotole da dessert e servire.

4. NUTRIZIONE: Calorie 154, Grasso 4,

Fibra 1, Carboidrati 14

Marmellata di mirtilli

Tempo di preparazione: 10 minuti   Tempo di cottura: 11 minuti Porzioni: 2

Ingredienti

- Mirtilli da 1/2 libbra
- 1/3 libbra di zucchero
- Scorza da 1/2 limone grattugiato
- 1/2 cucchiaio di burro
- Un pizzico di cannella in polvere

Indicazioni

1. Metti i mirtilli nel frullatore, pulsali bene, filtrare, trasferire sulla pentola a pressione, aggiungere zucchero, scorza di limone e cannella, mescolare, coprire e cuocere a fuoco lento in modalità sauté per 3 minuti.

2. Aggiungere il burro, mescolare, coprire il fornello e cuocere in alto per 8 minuti.

3. Trasferire in un barattolo e servire.

Budino di pane

Tempo di preparazione: 10 minuti

Tempo di cottura: 20 minuti Porzioni: 4

Ingredienti:

- 2egg tuorli
- 1ANd 1/2 tazze brioche a cubetti
- 1Cup metà e metà
- 1/4 di cucchiaino di estratto di vaniglia
- 1/2 tazza di zucchero
- 1TIl burro di cucchiaio, morbido
- 1/2 tazza mirtilli rossi
- 2cups acqua
- Uvetta 3tablespoons
- Scorza da 1 lime, grattugiata

Indicazioni

1. In una ciotola mescolare, tuorli d'uovo con metà e metà, brioche a cubetti, estratto di vaniglia, zucchero, mirtilli rossi, uvetta e scorza di lime, mescolare, versare in una teglia unta con il burro e lasciare da parte per 10 minuti.

2. Aggiungere l'acqua alla pressione cooker, aggiungere il cestino del piroscafo, aggiungere il piatto, coprire e cuocere in alto per 20 minuti.

3. Servite questo raffreddore.

NUTRIZIONE: Calorie 162, Grasso 6, Fibra 7, Carboidrati 9, Proteine

Crema di cocco e budino alla cannella

Tempo di preparazione: 10 minuti Tempo di cottura: 10 minuti Porzioni: 6

Ingredienti

- 2cup crema di cocco

- 1TEAspoon polvere di cannella

- Farina di 6 cucchiai

- 5 cucchiai di zucchero

- Scorza di 1 limone, grattugiato

- 2 tazze d'acqua, per il pentola a pressione

Indicazioni

1. Impostare la pentola a pressione in modalità sauté, aggiungere crema di cocco, cannella e scorza d'arancia, mescolare,

cuocere a fuoco lento per un paio di minuti, trasferire in una ciotola e lasciare da parte.

2. Aggiungere farina e zucchero, mescolare bene e dividere questo in ramekins.

3. Aggiungere l'acqua alla pentola a pressione, aggiungere il cestino del piroscafo, aggiungere ramekins, coprire la pentola, cuocere su Basso per 10 minuti e servire freddo.

NUTRIZIONE: Calorie 170, Grasso 5, Fibra 2, Carboidrati 8,

Proteina 10

Marmellata di prugne

Tempo di preparazione: 20   minuti   Tempo di cottura: 8   minuti Porzioni: 12

Ingredienti

•   3pounds prugne, pietre rimosse e tritate grossolanamente

•   2 cucchiai di succo di limone

•   2pounds zucchero

•   1Estra di vanigliaTEAspoon

•   3ounce di acqua

Indicazioni

1.   Nella pentola a pressione mescolare le prugne con zucchero ed estratto di vaniglia, mescolare e lasciare da parte per 20 minuti

2.   Aggiungere succo di limone e acqua, mescolare, coprire e cuocere in alto per 8 minuti.

3.   Dividere in ciotole e servire freddo.

NUTRIZIONE: Calorie 191, Grasso 3, Fibra 4, Carb 12,

Proteina 17

Budino di pane ai mirtilli rossi

Tempo di preparazione: 10 minuti Tempo di cottura: 15 minuti Porzioni: 2

Ingredienti

* 2egg tuorli

* 1ANd 1/2 tazze pane, a cubetti

* 1Cup crema pesante

* Scorza da 1/2 arancia, grattugiata

* Succo da 1/2 arancia

* 2teaspoons estratto di vaniglia
* 1/2 tazza di zucchero

* 2cups acqua
* 1TIl burro di cucchiaio

* 1/2 tazza mirtilli rossi

Indicazioni

1. In una ciotola mescolare i tuorli d'uovo con pane, panna, scorza d'arancia e succo di frutta, estratto di vaniglia, zucchero, burro e mirtilli rossi, mescolare e versare in una teglia.

2. Aggiungere l'acqua alla pentola a pressione, aggiungere il cestino del piroscafo, aggiungere la

teglia, coprire la pentola e cuocere in alto per 15 minuti.

3.   Dividere tra 2 piastre e servire freddo.

NUTRIZIONE: Calorie 189, Grasso 3, Fibra 1, Carboidrati 4,

Proteina 6

Conclusione

Grazie per essere riuscito a raggiungere la fine di Air Fryer Cookbook for Beginners, speriamo che sia stato istruttivo e in grado di fornirti tutti gli strumenti di cui hai bisogno per raggiungere i tuoi obiettivi qualunque essi siano.

L'obiettivo di questa guida è quello di aiutarti a scoprire tutti i benefici e le alternative di preparare i pasti usando la friggitrice ad aria fornendoti alcune idee semplici che sono facili da preparare per pasti sani ed equilibrati ogni giorno, iniziando a risparmiare tempo, denaro, calorie ed energia!

Speriamo che troverai utili e divertenti le ricette che abbiamo condiviso con te, per fornirti varie alternative equilibrate per colazione, pranzo o cena per tutta la famiglia.

Lightning Source UK Ltd.
Milton Keynes UK
UKHW020632220621
385949UK00001B/128

9 781802 971941